Mahinder Singh Chauhan
Rishibha Bhardwaj
Roopsi Trivedi

CARGA IMEDIATA VERSUS CARGA DIFERIDA DE IMPLANTES DENTÁRIOS

Mahinder Singh Chauhan
Rishibha Bhardwaj
Roopsi Trivedi

CARGA IMEDIATA VERSUS CARGA DIFERIDA DE IMPLANTES DENTÁRIOS

ScienciaScripts

Imprint

Cover image: www.ingimage.com

This book is a translation from the original published under ISBN 978-620-8-06393-1.

Publisher:
Sciencia Scripts
is a trademark of
Dodo Books Indian Ocean Ltd. and OmniScriptum S.R.L publishing group

120 High Road, East Finchley, London, N2 9ED, United Kingdom
Str. Armeneasca 28/1, office 1, Chisinau MD-2012, Republic of Moldova, Europe
Printed at: see last page
ISBN: 978-620-8-25010-2

Índice

INTRODUÇÃO

Atualmente, a carga imediata sobre implantes está a ganhar muita importância devido a várias razões.

Nas últimas duas décadas, tornou-se claro que a implantologia clínica tinha avançado ao ponto de este tratamento representar uma abordagem previsível para a substituição de dentes perdidos. Tal como foi inicialmente introduzido, era necessário um protocolo cirúrgico completo, com os implantes submersos nos tecidos moles e no osso alveolar, para permitir a cicatrização sem carga, seguida da revelação cirúrgica da restauração 3 a 6 meses mais tarde. Per-Ingvar Branemark, um médico sueco, desenvolveu este protocolo de 2 fases com base numa investigação meticulosa efectuada durante um período de 20 anos. Branemark estimou que os implantes colocados com este protocolo tinham "um tempo de função esperado de várias décadas - talvez 50 anos".

Mais tarde, as provas começaram a sugerir que um protocolo de uma fase poderia oferecer aos pacientes a perspetiva de uma reabilitação dentária esperada.

Em 1993, os autores iniciaram um estudo no qual carregaram imediatamente 40 implantes Branemark colocados em conjunto com 90 implantes não carregados em 10 mandíbulas edêntulas. Embora alguns (20%) implantes tenham sido perdidos, todos os pacientes mantiveram as suas próteses com sucesso.

Desde então, os autores desenvolveram e aperfeiçoaram este protocolo (conhecido como "Teeth in a day").

ANTECEDENTES HISTÓRICOS DO CARREGAMENTO IMEDIATO

A ideia da carga funcional imediata de implantes dentários não é nova. No final do século XIX, os dentistas de ambos os lados do Atlântico estavam a experimentar vários designs e materiais para os primeiros protótipos de implantes, muitos dos quais foram imediatamente carregados e alguns sobreviveram durante períodos pré-tratados. No entanto, o insucesso também foi generalizado, devido à falta de dados científicos para apoiar estes primeiros esforços.

O trabalho de Branemark mudou para sempre o panorama da implantologia. A sua investigação científica e os estudos clínicos subsequentes no departamento de Anatomia da Universidade de Gotemburgo levaram-no a concluir que uma série de elementos eram cónicos para alcançar a sobrevivência a longo prazo dos implantes endósseos. Branemark acreditava que deveria ser infligido o mínimo de trauma possível ao osso no local do implante-recetor e que deveriam ser criadas osteotomias nas quais os implantes se encaixassem individualmente, em vez de se juntarem a quaisquer espaços vazios.

Branemark também acreditava que, uma vez colocados, os implantes precisavam de ser protegidos de movimentos que os pudessem soltar e causar a formação de um encapsulamento fibroso. Este encapsulamento interferiria com o crescimento do osso na superfície de titânio dos implantes, um fenómeno para o qual Branemark cunhou o termo "Osseointegração".

Desde então, ninguém pôs em dúvida a eficácia do protocolo de colocação de implantes de duas fases de Branemark[20] como meio de assegurar a osteointegração. O que aconteceu, no entanto, foi que uma série de investigadores (incluindo o próprio Branemark) voltaram a sua atenção para a questão de saber se a osteointegração também poderia ser alcançada após a carga imediata. No final da década de 1970, Ledermann[21] começou a colocar implantes de titânio pulverizados com plasma e, no mesmo dia, a fazer a ferulização e a carregá-los imediatamente com overdentures mandibulares. Em 1984, relatou uma taxa de sobrevivência de 91,2% para 476 implantes colocados em 138 pacientes. Schroeder et al (1983)[20] e Babbush et al (1986)[21] , seguindo o mesmo protocolo, registaram taxas de sucesso de 98% e 96,1%, respetivamente. Desde então, mais de uma dúzia de outros estudos demonstraram a eficácia da carga imediata de implantes endósseos.

INDICAÇÕES PARA CARREGAMENTO IMEDIATO

Nem todos os pacientes ou todos os locais dos dentes estão indicados para a abordagem "dentes num dia". Os pacientes devem compreender as limitações deste tratamento e estar dispostos a aceitar as medidas de precaução cientificamente fundamentadas. A principal delas é o facto de, para limitar as forças funcionais durante a osteointegração, os pacientes terem de se abster de mastigar qualquer coisa, exceto alimentos moles, ou de aplicar força na restauração durante aproximadamente 3 meses.

INDICAÇÕES:

A carga funcional pode ser utilizada para: -

1. Substituição de um único dente
2. Edentulismo parcial
3. Edentulismo total.

CONTRA-INDICAÇÕES:

- Pacientes que sofrem de bruxismo.
- Pacientes desdentados com uma qualidade e quantidade óssea reduzida.
- Com supra-estruturas biomecânicas não optimizadas.
- Com implantes de curta duração.

VANTAGENS E DESVANTAGENS:

Os implantes de estilo mais antigo podem necessitar de cinco meses a dois anos para receber o novo dente. Foram necessários muitos anos para que alguém apresentasse uma solução de carga imediata.

Vantagens:-

1) Função completa imediata do novo dente.
2) Dá uma aparência cosmética bonita e natural.
3) O desconforto associado ao procedimento é muito reduzido. De facto, algumas pessoas referem que quase não sentem dor.
4) Este procedimento é menos invasivo do que alguns procedimentos mais antigos para a colocação de coroas e pontes, em que os dentes vizinhos em perfeitas condições têm de ser desbastados para acomodar a coroa.
5) O edentulismo a longo prazo pode ser eliminado.
6) Não são necessárias marcações adicionais.

Desvantagens:

1) Mais hipóteses de fracasso.
2) A reação óssea peri-implantar é mais elevada após o trauma cirúrgico devido à carga imediata.
3) Elevadas probabilidades de complicações pós-operatórias.
4) É necessária uma maior cooperação dos doentes.
5) Maior perda óssea em comparação com a carga retardada.

DENSIDADE DO OSSO - TIPO DE CARGA

A densidade óssea disponível é particularmente importante no implante e descreve a largura, altura, comprimento e angulação da área edêntula considerada para os implantes. Uma quantidade suficiente de osso é a principal condição para a utilização de implantes endósteos. Além disso, o osso disponível também é descrito em termos de densidade, que reflecte a dureza do osso.

Quando um dente é perdido, o osso alveolar começa a perder dimensão e densidade. O espaçamento das trabéculas em relação às forças variáveis da mastigação foi discutido por MacMillan em 1926. Os níveis de densidade óssea estão diretamente relacionados com o stress: quanto maior for o stress fisiológico, mais denso será o osso. Quando o dente é perdido e, portanto, não transmite qualquer tensão, o processo alveolar local começa a remodelar, e mais osso é reabsorvido do que formado, porque os requisitos do osso para lidar com a tensão são reduzidos. Em geral, a perda óssea ocorre com a imobilização ou com a diminuição do stress no corpo. Quanto mais tempo o osso alveolar estiver edêntulo, menos trabéculas estarão presentes. Esta diminuição começa dentro de alguns meses, continua a longo prazo e afecta tanto o osso cortical como o trabecular.

Branemark e Zarb enumeraram quatro qualidades ósseas encontradas nos ossos maxilares. A qualidade 1 é composta por osso compacto homogéneo. A qualidade 2 consistia numa camada espessa de osso compacto que envolvia um núcleo de osso trabecular denso. A qualidade 3 apresentava uma fina camada de osso cortical envolvendo osso trabecular denso de resistência favorável.

A qualidade 4 apresentava uma fina camada de osso cortical envolvendo um núcleo de osso trabecular de baixa densidade. Independentemente das diferentes qualidades ósseas, todos os ossos foram tratados de acordo com os mesmos procedimentos padrão. A utilização deste protocolo provoca até 50% de insucesso do implante, especialmente em ossos mais macios.

Misch definiu quatro grupos de densidade óssea, que variam nos tipos de osso macroscópico cortical e trabecular. As regiões dos maxilares com diferentes densidades são frequentemente consistentes. O protocolo cirúrgico, a cicatrização, os planos de tratamento e os intervalos de tempo de carga progressiva são únicos para cada tipo de densidade óssea.

CLASSIFICAÇÕES DE DENSIDADE ÓSSEA

O osso pode ser classificado em quatro grupos de densidade macroscópica decrescente:-

1. Compacto denso
2. Compacto poroso
3. Trabecular grosseiro
4. Trabecular fina

Osso compacto denso (D-1):

O osso muito denso (tipo carvalho ou bordo) é composto por quase todo o compacto denso, e rotulado D-1. A mandíbula anterior reabsorvida (Divisão C ou D) é frequentemente constituída por este tipo de osso, que representa o osso basal da sínfise. Também se encontra osso compacto denso nos aspectos laterais espessos da mandíbula anterior com volume ósseo adequado a abundante. Os implantes colocados no aspeto lingual da mandíbula anterior são frequentemente colocados no osso D-1.

Este tipo de osso denso apresenta várias vantagens para a medicina dentária. Composto por osso lamelar histológico, é altamente mineralizado e capaz de suportar cargas maiores. O osso lamelar pode cicatrizar com pouca formação de tecido ósseo provisório, garantindo uma excelente estabilidade óssea mesmo após um traumatismo. Como resultado, os implantes podem ser removidos e reinseridos, se necessário, durante o procedimento cirúrgico. Um implante de titânio roscado na mandíbula anterior provou ser muito previsível a longo prazo, com um sucesso superior a 94%.

Um implante roscado proporciona uma fixação imediata e assegura a dissipação de tensões para resistir a forças funcionais a longo prazo quando em osso cortical. A percentagem de osso na interface do implante é maior neste tipo de osso e aproxima-se dos 80%. Como resultado, os implantes mais curtos colocados podem suportar cargas maiores do que em qualquer outra densidade óssea.

Osso compacto poroso denso a espesso e trabecular grosseiro (D-2):

A segunda densidade de osso encontrada nos maxilares desdentados (D-2) é uma combinação de osso compacto denso a poroso no exterior e osso trabecular grosseiro no interior. A sensação tátil ao preparar esta densidade óssea é semelhante às preparações em madeira de abeto ou pinho branco. Este tipo de osso ocorre mais frequentemente na mandíbula anterior, seguido da mandíbula posterior. Ocasionalmente, foi observado no maxilar anterior, embora o osso compacto denso a poroso seja encontrado principalmente na superfície lingual do local do implante.

O osso D-2 proporciona uma excelente cicatrização rígida e a osseointegração é muito previsível. A maioria dos sistemas de implantes refere-se a esta densidade de osso para o seu protocolo habitual. O osso compacto denso a poroso na superfície e nas porções laterais do implante proporciona uma interface inicial rígida. A osteoplastia para obter uma largura adicional de osso antes da colocação do implante ou do rebaixamento não compromete o suporte, porque o osso cortical lateral e o osso trabecular grosseiro proporcionam um suporte e um fornecimento de sangue adequados. O implante pode ser colocado ligeiramente abaixo da crista do rebordo sem compromisso ou risco de movimento na interface durante a cicatrização. A hemorragia intra-óssea ajuda a controlar o sobreaquecimento durante a preparação e é mais benéfica para a cicatrização da interface osso-implante.

Um implante roscado colocado na mandíbula anterior envolve frequentemente o osso cortical espesso na crista edêntula, no ápice e na maioria dos lados laterais. Este facto proporciona uma estabilidade imediata e uma sobrevivência a longo prazo. A densidade D-2 do osso na mandíbula posterior não fornece osso cortical apical, uma vez que o nervo alveolar inferior limita a altura do implante. Um implante de titânio com rosca deve tentar envolver o osso cortical lateral durante a colocação. A angulação do implante pode permitir a utilização da placa lingual mandibular para este efeito. Um desenho de cesto oco também provou ser eficaz a 95,3% durante até 10 anos, quando colocado em osso alveolar trabecular grosseiro. O cilindro press-fit revestido a plasma de titânio também se revelou eficaz nesta densidade óssea. A principal vantagem de um implante press-fit nesta região é a simplificação da abordagem cirúrgica, especialmente se o acesso for limitado.

A maxila anterior apresenta por vezes esta densidade óssea e é então tratada de forma muito semelhante à mandíbula com densidade D-2. Um implante roscado deve encaixar na placa cortical palatina, onde o osso cortical labial é mais fino e poroso. Para além disso, o ápice do implante deve encaixar na placa cortical fina no pavimento do nariz quando é utilizado um sistema de tipo parafuso sólido. Tal não é indicado se for selecionado um implante de cilindro oco, uma vez que a perfuração do osso e do periósteo comprometerá a capacidade de formação de osso no cesto interno.

A excelente irrigação sanguínea e a fixação inicial rígida permitem uma cicatrização óssea adequada no prazo de 4 meses. A colocação do pilar e a terapia protética podem então ser iniciadas. É de salientar que o período de tempo para a cicatrização óssea inicial se baseia na densidade do osso e não na sua localização nos maxilares. Por conseguinte, uma fase de cicatrização rígida de 4 meses é adequada para osso compacto poroso e trabecular grosseiro (D-2), mesmo quando se encontra no maxilar.

A interface do implante está bem estabelecida no intervalo de cicatrização de 4 meses. A percentagem de osso-implante é de aproximadamente 70%, especialmente quando o osso cortical envolve as porções facial, lingual e apical do implante.

A carga óssea progressiva é mais importante quando o único osso cortical em contacto com o implante se encontra na crista do rebordo. A quantidade de osso trabecular grosseiro em redor e em contacto com o implante pode ser aumentada durante um processo protético intermédio de carga gradual.

Osso compacto poroso e trabecular fino (D-3):

A terceira densidade do osso (D-3) é composta pelo osso compacto poroso mais fino e pelo osso trabecular fino. Esta densidade óssea proporciona ao cirurgião uma sensação tátil semelhante à perfuração em madeira de balsa. Encontra-se normalmente na maxila anterior ou posterior, ou na mandíbula posterior. Também pode ser encontrado na crista edêntula da Divisão B com osso cortical espesso da crista D-2, que é removido quando modificado por osteoplastia para proporcionar uma largura adequada para a colocação de implantes em forma de raiz.

A camada porosa compacta é mais fina no aspeto labial da maxila e o padrão trabecular fino é mais discreto em locais edêntulos mais largos. A maxila anterior D-3 é normalmente menos larga do que a sua contraparte mandibular. São frequentemente necessários implantes de menor diâmetro.

A vantagem do osso trabecular fino e compacto poroso D-3 é que a osteotomia do implante pode ser concluída em 10 segundos para cada tamanho de broca. A broca de tamanho intermédio, a broca escareadora e a broca de osso podem ser eliminadas do protocolo. O fornecimento de sangue é excelente e ajuda a arrefecer a osteotomia e durante a cicatrização óssea.

Osso Trabecular Fino (D-4):

O osso trabecular fino (D-4) tem uma densidade muito ligeira e pouca ou nenhuma crista cortical. É o espetro oposto do osso compacto denso (D-1). A localização mais comum para este tipo de osso é a maxila posterior do paciente desdentado de longa duração. Estas cristas edêntulas são frequentemente muito largas, mas têm uma altura vertical reduzida. Este tipo de osso também está presente após osteoplastia para aumento da largura da crista no osso D-3, porque o osso cortical da crista é removido durante este procedimento. A sensação tátil deste osso é semelhante à da esferovite. Raramente é observado na mandíbula anterior.

INTERFACE OSSO-IMPLANTE

Foram identificadas quatro densidades ósseas diferentes nos maxilares, relacionadas com a lei de Wolff, ou seja, perda óssea generalizada em regiões sem tensão. Este fenómeno ocorre em todo o sistema esquelético, como evidenciado por uma diminuição de 15% na placa cortical e uma extensa perda trabecular no osso imobilizado durante 3 meses. A diminuição do osso cortical em 40% e a diminuição do osso trabecular em 12% também foram registadas com o desuso do osso. A diminuição da densidade nos maxilares está relacionada com o tempo de desdentação da região, a largura original do osso, as ligações musculares, a flexão e a torção, a parafunção antes e depois da perda dentária, a influência hormonal e as condições sistémicas.

O osso também aumenta de densidade se ocorrer um aumento de tensão dentro dos limites fisiológicos. A deformação do osso alveolar por forças mecânicas está mesmo relacionada com a espessura da placa óssea. Dahlin e Olsson relataram um aumento tanto da espessura do osso cortical como do conteúdo mineral global sob estímulos de stress. A avaliação clínica confirma um aumento da quantidade de osso trabecular e da espessura da placa cortical em pacientes com dentes naturais que apresentam parafunção.

A avaliação assistida por computador de implantes fixos utilizou a análise de imagens radiográficas de subtração digital e um sistema interativo de análise de imagens para demonstrar um aumento da densidade das estruturas ósseas peri-implantares ao longo de um período de 6 meses a 2 anos após a colocação do implante em função. O aumento da densidade óssea reflecte principalmente os factores de tensão locais e os implantes endósteos são o principal método para alterar a tensão e aumentar a densidade óssea nos maxilares edêntulos.

As alterações macroscópicas na densidade óssea do maxilar demonstram uma diferença física na quantidade de osso cortical e trabecular. A quantidade real de osso em contacto inicial com a superfície do implante está relacionada com a densidade óssea. No osso D-4, apenas 25% do implante pode estar em contacto com o osso, o osso D-3 tem aproximadamente 50% de contacto com o osso, o osso D-2 cerca de 70% de interface óssea e o osso D-I cerca de 80%. O implante transforma uma carga para o osso circundante, principalmente onde o osso entra em contacto com a superfície do implante. Quanto maior for o contacto com o osso, melhor será a distribuição da força e menor será a tensão transmitida a qualquer região do corpo do implante. Assim, a mesma carga pode provocar menos tensão na interface de um implante no osso D-1 do que no osso D-4.

O tipo histológico do osso em contacto com o implante é

variável e pode afetar a quantidade de tensão que o osso pode suportar dentro dos limites fisiológicos. O osso ideal para o suporte protético de implantes é o osso lamelar. É altamente organizado, mas demora aproximadamente 1 ano a mineralizar-se completamente após o trauma induzido pela colocação do implante. Às 16 semanas, o osso circundante está apenas 70% mineralizado e ainda tem osso tecido como componente. O osso tecido é o mais rápido e o primeiro tipo de osso a formar-se à volta da interface do implante; no entanto, está apenas parcialmente mineralizado e demonstra uma estrutura desorganizada, incapaz de suportar tensões em grande escala. Os estudos de densitometria radiográfica assistida por computador confirmam que a interface osso-implante diminui nos primeiros meses após um procedimento. Por conseguinte, a percentagem de contacto ósseo e o tipo de osso de suporte influenciam a possibilidade de uma carga sobre o implante permanecer dentro dos limites fisiológicos. Uma vez que a maior tensão em torno de um implante fixado ocorre na crista, uma carga funcional prematura ou demasiado grande pode sobrecarregar o sistema e causar reabsorção óssea nesta região.

O osso trabecular grosseiro macroscópico cicatriza cerca de 50% mais rapidamente do que o osso cortical denso. Por isso, o tempo decorrido entre a cirurgia inicial e a segunda fase é de 5 meses para o osso D-1 e de 4 meses para o osso D-2, porque este último tem um componente trabecular muito maior. O osso D-1 tem maior contacto ósseo, por isso, apesar de cicatrizar mais lentamente, a percentagem de interface é grande e o tipo histológico é lamelar. Sugere-se um tempo maior para a cicatrização inicial do osso D-3 e D-4. Uma vez que a percentagem de contacto ósseo é menor e a quantidade de osso cortical é reduzida, o tempo adicional permite a formação de mais osso lamelar com um conteúdo mineral mais elevado. Por conseguinte, são permitidos 6 meses de cicatrização para o osso D-3. Sugere-se um período de 8 meses de cicatrização para o osso D-4, uma vez que a interface do implante tem um contacto mínimo com o osso, com pouco ou nenhum osso cortical na crista ou no ápice. Um implante pode aumentar a quantidade de osso na região, mesmo que não esteja a ser carregado. Por exemplo, o osso crescerá completamente à volta de um parafuso de titânio submerso inserido numa câmara medular aberta do fémur. O tempo extra também permite a formação de mais osso lamelar nas trabéculas que contactam com o implante, e a presença de hidroxiapatite (HA) ou titânio pode aumentar a superfície de contacto com o osso. A segunda fase da cirurgia avalia a fixação rígida, a situação ideal da crista óssea, a localização do corpo do implante, a espessura do tecido e a gengiva aderente. Sugere-se um período de cicatrização de 2 semanas antes da remoção da sutura e do início da carga óssea gradual da prótese.

As observações combinadas da quantidade macroscópica de osso em contacto com um implante sem carga e o tipo microscópico de osso na segunda fase cirúrgica do implante demonstram a grande diferença nas densidades ósseas D-1 a D-4.

Além disso, o osso responde a forças fisiológicas, e um aumento gradual da carga estimula uma reação de aumento da densidade. Os princípios e métodos da carga óssea progressiva foram estabelecidos por Misch em 1980, com base em informações empíricas. Ao longo dos anos, estas diretrizes amadureceram e baseiam-se em observações de ensaios clínicos em animais e humanos. A avaliação clínica das diretrizes de carga progressiva foi avaliada durante um período de 2 anos utilizando um Periotest. Este instrumento avalia a mobilidade e o efeito de amortecimento de implantes, próteses e dentes. Regra geral, os implantes registaram um número positivo quando foram descobertos pela primeira vez, e o número tornou-se mais negativo com o tempo. A maioria dos implantes apresentou um número negativo depois de terem estado em função durante mais de 1 ano. Não existe uma relação de curva linear entre a carga, o tempo e a densidade óssea. No entanto, foi estabelecido um protocolo clínico que privilegia a segurança.

São utilizadas duas consultas cirúrgicas para a colocação inicial do implante e para a segunda fase de desobturação; estas são separadas por 4 a 8 meses, dependendo da densidade óssea na cirurgia inicial. São sugeridos cinco passos protéticos para a reconstrução do paciente parcial ou completamente desdentado, utilizando um sistema de suporte de implante endosteal com uma prótese cimentada. Cada uma das cinco consultas protéticas principais é também separada por um período de tempo relacionado com a densidade óssea observada no momento inicial da cirurgia. Para além disso, é feita uma tentativa de aumentar gradualmente a carga do implante em cada passo protético. A sequência de consultas de carga óssea progressiva para próteses cimentadas é a seguinte -

1. Cicatrização inicial
2. Segunda fase da descoberta
3. Seleção do pilar inicial e impressão preliminar
4. Impressão final e prótese de transição I
5. Try-in (dentes e/ou metal) e prótese de transição II
6. Inserção inicial
7. Entrega final

O osso D-I tem a maior quantidade de contacto ósseo e osso lamelar no início da restauração. Consequentemente, as consultas de protética podem ser separadas por 1 semana e a carga gradual da interface do implante é menos importante. O osso D-2 é ideal na sua capacidade de responder a cargas fisiológicas. As cinco consultas protéticas em que o corpo do implante é carregado sequencialmente são separadas por 2 semanas. Consequentemente, o tempo de cicatrização mais longo do osso D-1 combinado com um intervalo protético mais curto resulta num tempo global semelhante ao do osso D-2, e é de aproximadamente 6% meses para o tratamento global. O osso D-3 tem pouco osso cortical e osso trabecular fino que contacta principalmente com o corpo do implante. As consultas de protética são separadas por 3 semanas e o tratamento geral demora quase 10 meses a concluir (incluindo o procedimento de recuperação da fase dois). Durante este período, a percentagem de contacto com o osso pode aumentar, o tamanho das trabéculas finas pode aumentar para trabéculas grosseiras e o conteúdo mineral do osso aumenta. O processo de carga progressiva é mais importante para o osso D3 do que para o D-2 ou D-1 devido à diminuição do contacto ósseo inicial. No osso D-4, o programa de carga óssea progressiva é mais crítico. As consultas de restauração são efectuadas com segurança e são separadas por 4 semanas ou mais. O tempo total de tratamento para o osso D4 é o dobro do período para o osso D-1 ou D-2. Consequentemente, o tempo total de tratamento é de, pelo menos, 12% meses. Isto dá tempo suficiente para que o osso mineralizado maduro se desenvolva na interface e aumente a quantidade de trabéculas em contacto direto e na região da rede do implante. A comparação dos intervalos de tempo é apresentada na Tabela.

Tabela

Tempos de tratamento para carga óssea progressiva em próteses retidas em cimento

Densidade óssea	*Cura inicial (mês)*	*Reconstrução (wk)*	*Intervalo entre consultas (wk)*	*Tempo total (mo)*
D-1	5	6	1	6.5
D-2	4	10	2	6.5
D-3	6	14	3	9.5
D-4	8	18	4	12.5

Os princípios da carga gradual são melhor demonstrados na prótese cimentada e menos aplicáveis à barra aparafusada de uma restauração mandibular RP-5. Para além disso, é difícil carregar gradualmente uma prótese removível RP-4 ou RP-5 que utilize uma barra de superestrutura aparafusada porque a prótese de transição permanece frequentemente removível durante a reconstrução final. A prótese fixa aparafusada FP-1 a FP-3 é mais crítica, porque as forças excessivas de superestruturas não passivas e restaurações não retidas ocorrem mais frequentemente com este tipo de prótese. Como resultado, é utilizado um protocolo diferente que requer consultas protéticas adicionais para restaurar este paciente, o que aumenta o tempo total de tratamento para melhorar a interface óssea.

OSSEOINTEGRAÇÃO

Existem duas teorias básicas relativamente à interface osso-implante.

1) Integração fibro-óssea - apoiada por Linkow (1970), James (1975) e Weiss (1986).
2) Osseointegração apoiada por Branemark (1985).

Em 1986, a Academia Americana de Implantologia definiu a integração fibrosa como "contacto tecido-implante com tecido colagénico denso e saudável entre o implante e o osso". A integração fibro-óssea refere-se ao tecido conjuntivo constituído por fibras de colagénio bem organizadas presentes entre o osso e o implante (Lavelle, et al., 1981; Meffert. 1987).

Nesta teoria, diz-se que as fibras de colagénio funcionam de forma semelhante às fibras de Sharpey na dentição natural. As fibras afectam a remodelação óssea onde a tensão é criada sob condições de carga ideais (Weiss, 1986). As fibras de colagénio à volta do implante estão dispostas de forma diferente das fibras nos ligamentos periodontais dos dentes naturais. As fibras estão dispostas de forma irregular, paralelamente ao corpo do implante. Quando são aplicadas forças, estas não são transmitidas através das fibras como se vê na dentição natural. Não estão presentes fibras de Sharpey entre o osso e o implante, pelo que é difícil transmitir as cargas. Por conseguinte, não se pode esperar que ocorra remodelação óssea na fibrointegração.

A segunda teoria sobre a interface osso-implante é a teoria da osseointegração. Brunski, et al. (1979) descobriram que o encapsulamento do tecido conjuntivo fibroso pode ocorrer quando um implante é carregado imediatamente após a inserção. Em contrapartida, é possível uma interface direta osso-implante quando se permite que um implante cicatrize no osso, sem ser perturbado. Branemark, et al., (1969) descobriram ainda que, após a ocorrência da interface direta osso-implante, a osteointegração é mantida pela remodelação óssea e pela carga adequada (Branemark, et al., 1969; Branemark, 1983).

Segundo Branemark, a osseointegração é uma definição histológica que significa "uma ligação direta entre o osso vivo e um implante endósseo portador de carga ao nível do microscópio de luz". Em 1986, a Academia Americana de Implantologia definiu-a como "o contacto estabelecido sem interposição de tecido não ósseo entre o osso normal remodelado e um implante, implicando uma transferência e distribuição sustentadas de carga do implante para e dentro do tecido ósseo".

MECANISMOS DE OSSEOINTEGRAÇÃO

O processo de cicatrização com o Branemark System é idêntico ao da cicatrização óssea normal, quer se trate de uma cicatrização óssea primária ou de uma cicatrização óssea secundária. A cicatrização óssea primária ocorre num local de fratura com uma rutura limpa. Os locais são posicionados por fixação pressionada ou aproximados. Na cicatrização óssea primária, existe uma formação óssea bem organizada com uma formação mínima de tecido de granulação; este tipo de cicatrização é ideal para este sistema de implantes. Para duplicar o processo de cicatrização óssea primária, a cirurgia deve ser efectuada em osso saudável, sem infeção ou tecido necrótico.

A cicatrização secundária ocorre quando um grande defeito ou um grande local de fratura impossibilita a aproximação dos dois locais. Em contraste com a cicatrização óssea primária, a cicatrização óssea secundária pode apresentar formação de tecido de granulação e infeção no local, prolongando o período de cicatrização. Nalguns casos, forma-se fibrocartilagem em vez de tecido ósseo; este tipo de cicatrização não é desejável para a fixação de implantes.

O processo de cicatrização neste sistema de implantes é semelhante à cicatrização óssea primária. Inicialmente, existe sangue entre o acessório e o osso e, em seguida, forma-se um coágulo sanguíneo. O coágulo sanguíneo é transformado por células fagocíticas, tais como leucócitos polimorfonucleares, células linfóides e macrófagos. O nível de atividade fagocitária atinge o seu pico entre o primeiro e o terceiro dia após a cirurgia. Durante este período, ocorre a formação do procalus, contendo fibroblastos, tecido fibroso e fagócitos. O procalus transforma-se em tecido conjuntivo denso e as células mesenquimatosas diferenciam-se em osteoblastos e fibroblastos. O tecido conjuntivo é designado por calo, incluindo osteoblastos que aparecem na superfície de fixação. A fibra osteogénica formada pelos osteoblastos tem potencial para calcificar. O tecido conjuntivo denso forma então um calo fibrocartilaginoso, que normalmente se forma entre o fixador e o osso. O novo osso penetra e a nova matriz óssea é denominada calo ósseo. Este novo osso amadurece, aumentando a sua densidade e dureza. Por esta altura, a prótese é fixada às fixações e, com a estimulação, ocorre a remodelação óssea. O osso haversiano calcifica-se, tornando-se denso e homogéneo. As tensões oclusais estimulam a remodelação do osso circundante e os acessórios osteointegrados.

INTERFACE TECIDO MOLE-IMPLANTE: ESTRUTURA DA GENGIVA

É importante conhecer a natureza básica das estruturas periodontais antes de compreender a interface do tecido peri-implantar com um implante osseointegrado. As estruturas periodontais incluem a gengiva, o ligamento periodontal, o cemento radicular e o osso alveolar. A gengiva é o tecido através do qual o implante tem comunicação direta com o ambiente oral. A gengiva pode ser dividida em gengiva livre e gengiva aderente. A gengiva livre estende-se desde as margens gengivais até ao sulco gengival livre, que corresponde ao nível da junção cemento-esmalte. A superfície interna da gengiva livre é constituída por epitélio oral sulcular e epitélio juncional. O epitélio oral sulcular é constituído por células cuboidais com superfície queratinizada. O epitélio juncional é constituído por epitélio não queratinizado e está em contacto com a superfície do dente.

O epitélio juncional tem algumas camadas de células basais, chamadas em conjunto de camada de células basais. Mais detalhadamente, a superfície das células basais liga-se à estrutura semelhante à membrana da base da superfície do dente e tem um limite com duas estruturas, a lâmina densa e a lâmina lúcida. A lâmina densa está ligada à superfície do dente e a lâmina lúcida está localizada dentro da estrutura da lâmina densa. O mecanismo pelo qual a estrutura semelhante a uma membrana de base se fixa às superfícies dentárias é a adesão por glicoproteínas. Em contraste, o mecanismo de fixação da lâmina densa e do tecido conjuntivo é constituído por fibras de ancoragem que se ligam mecanicamente às fibras de colagénio. No interior da lâmina densa, a lâmina lúcida está ligada à membrana celular por hemidesmossomas.

Abaixo do epitélio juncional, a área do tecido conjuntivo é denominada tecido conjuntivo propriamente dito. No tecido conjuntivo propriamente dito, os feixes de fibras de colagénio correm em várias direcções e são referidos pela disposição específica; os grupos de fibras incluem o grupo dentogengival, o grupo alveologingival, o grupo dentoperiosteal, o grupo transseptal e o grupo circular. As fibras transseptal, alveologingival e dentoperiosteal têm inserções mecânicas no cemento radicular.

EVOLUÇÃO DO CONCEITO DE CARGA DE IMPLANTES

Há cerca de 25 anos, Branemark et al. (1977) publicaram o primeiro acompanhamento a longo prazo de implantes orais, fornecendo a base científica da implantologia dentária moderna. A previsibilidade da integração do implante, segundo Branemark e colaboradores, foi obtida através da adesão a um protocolo cirúrgico e protético rigoroso. Um dos requisitos mais enfatizados foi um período de cicatrização sem stress de 3-6 meses, tornando o tratamento com implantes longo.

Atualmente, porém, os protocolos de carga precoce e imediata são referidos num número crescente de publicações clínicas (Chiapasco et al 1997, Schnitman et al 1997, Taarnow et al 1997) e experimentais.

Na sequência da sua experiência clínica de 10 anos, foram estabelecidas recomendações que garantem uma osseointegração duradoura dos implantes dentários. As mais importantes foram

1. Utilização de condições estéreis como "num bloco operatório totalmente equipado"
2. Utilizar uma incisão mucobucal e evitar uma incisão crestal
3. Utilização de uma cirurgia atraumática com perfuração a baixa velocidade
4. Utilização de material biocompatível, por exemplo, titânio
5. Utilização de um auxiliar de titânio
6. Utilização do procedimento em duas fases
7. Utilização de um período de cura sem stress de 3-6 meses antes do carregamento

8. Evitar radiografias antes do final do período de cicatrização
9. Utilização de superfícies de contacto oclusal em acrílico.

A carga precoce foi identificada como um fator prejudicial para a osteointegração por Branemark et al. Durante o curso do seu ensaio clínico (Branemark et al 1977), foram experimentados vários períodos de carga retardada. Em consequência da sua experiência clínica de 10 anos, afirmaram que a osteointegração exigia um longo período de cicatrização de pelo menos 3 meses na mandíbula e de pelo menos 5-6 meses na maxila.

A justificação para um período de carregamento diferido tão longo foi a seguinte

1. A carga prematura pode levar ao encapsulamento do tecido fibroso em vez da aposição direta do osso
2. O osso necrótico no bordo do leito do implante não é capaz de suportar carga e tem de ser substituído por osso novo
3. A rápida remodelação da camada de osso morto compromete a resistência do tecido ósseo que suporta a interface osso-implante
4. A integridade da margem periosteal pode ser ameaçada pela remodelação do osso adjacente durante o período de cicatrização tardia.

CIRCUNSTÂNCIAS QUE ENVOLVEM OS RESULTADOS DA BRANEMARK:

A conclusão de que "é necessário um período mínimo de cicatrização de 3 meses, caso contrário, o risco de mobilidade imediata ou tardia do implante aumenta consideravelmente" foi, em retrospetiva, retirada de condições clínicas particularmente exigentes que envolviam simultaneamente.

1. Seleção de doentes com pouca qualidade e quantidade de osso

2. Desenho de implante não optimizado
3. Implantes curtos
4. Colocação cirúrgica não optimizada
5. Técnica cirúrgica não optimizada
6. Prótese biomecanicamente exigente

Assim, é legítimo questionar se esta extrapolação se aplica a condições mais padronizadas, envolvendo locais receptores com melhor qualidade e quantidade óssea, protocolos cirúrgicos e protéticos redefinidos e diferentes desenhos de implantes.

1) Seleção de doentes com má qualidade e quantidade de osso

No protocolo de Branemark, a seleção dos pacientes foi "uma seleção negativa com pacientes que apresentavam um osso maxilar extremamente reabsorvido e frequentemente de baixa resistência mecânica", em que 10% tinham uma reabsorção óssea moderada, 80% tinham uma reabsorção avançada e 10% tinham uma reabsorção extrema. Estes doentes apresentavam "frequentemente um córtex bastante fino com um espaço medular central, contendo poucas trabéculas ósseas que proporcionam uma retenção mecânica menos favorável ao implante". Atualmente, admite-se que a qualidade óssea é um parâmetro crítico para o prognóstico dos implantes. Foram registadas taxas de insucesso mais elevadas para implantes submersos inseridos em locais receptores com osso cortical fino. Por conseguinte, a população de pacientes que levou à exigência de um mínimo de 3-6 meses de carga diferida não representava um grupo de pacientes com boas condições ósseas, por exemplo, tipo I ou II, onde está presente um osso cortical espesso.

2) Desenho de implantes não optimizado:

O desenho do implante diferia do atual implante Branemark em termos de dimensão e desenho, uma vez que "as dimensões e proporções padrão foram estabelecidas a partir do período de rotina". Antes do período de rotina, foram experimentadas e abandonadas 22 concepções de implantes. Concluiu-se que os vários desenhos de implantes que levaram à exigência de um mínimo de 3-6 meses de carga retardada não foram optimizados.

3) Implantes curtos

Quando as fixações curtas foram colocadas muito superficialmente, o osso de cobertura era frequentemente bastante fino, especialmente nas margens. No procedimento de rotina, foram utilizados acessórios longos que também foram inseridos mais profundamente no osso maxilar. Isto significa que havia consideravelmente mais tecido ósseo à volta do implante aquando da instalação. Atualmente, está documentado que o comprimento é um parâmetro crítico para a integração do implante.

4) Colocação cirúrgica não optimizada

O protocolo cirúrgico não foi o ideal, pois ocorreram "contínuos ajustes e modificações dos procedimentos terapêuticos". Anteriormente, foram criados "retalhos muco-periosteais bastante extensos". Esta abordagem privou e atrasou especialmente a cicatrização óssea. A redução da exposição óssea conduziu a menos complicações pós-operatórias e melhorou a cicatrização óssea. A mandíbula do osso cortical foi retirada de parte do seu fornecimento vascular periosteal" e atrasou a cicatrização óssea. A redução da exposição óssea conduziu a menos complicações pós-operatórias e a uma melhor cicatrização óssea.

5) Técnica cirúrgica não optimizada:

Para além disso, a roscagem fazia parte do protocolo cirúrgico. A rosca afecta o poder de retenção dos implantes de parafuso. Este facto foi confirmado por Schnitman et al. e Salama et al., nos seus protocolos de carga imediata, que reduziram ou evitaram a realização de roscas, de modo a proporcionar a melhor estabilidade primária.

6) Prótese biomecanicamente exigente:

Como a maioria dos pacientes apresentava maxilares avançados ou severamente reabsorvidos, as reabilitações protéticas apresentavam "condições de carga desfavoráveis devido às longas alavancas dos pilares" e à carga angular. Para além disso, "na fase de desenvolvimento, não foi possível dar prioridade ao desenho de pontes devido aos recursos limitados do grupo.

Tendo estabelecido que o método de ancoragem através da osseointegração tinha um bom prognóstico, a construção da ponte foi aperfeiçoada". Por conseguinte, a biomecânica protética que levou à exigência de um mínimo de 3-6 meses de carga retardada foi muito exigente.

Branemark considerou que era imperativo um protocolo rigoroso

1. Para garantir a maior previsibilidade da terapia com implantes
2. Porque o seu objetivo era lutar contra a má reputação e convencer a comunidade profissional de que os implantes podiam ser considerados como lege aartis em medicina dentária.

   Para atingir este objetivo, o período de cicatrização sem stress teve de ser considerado como um pré-requisito absoluto para atingir a osteointegração, uma vez que não constituía uma situação de risco.

Atualmente, no entanto, foram demonstrados elevados níveis de previsibilidade na terapia com implantes. Este facto encorajou a reavaliação de vários aspectos do protocolo tradicional de implantes Branemark. O primeiro requisito reavaliado foi a necessidade de um procedimento de 2 fases.

PROTOCOLOS DE CARREGAMENTO PRECOCE:

Necessidade de reavaliação do protocolo Branemark :

As quatro razões que se seguem podem ser motivo para

reavaliar o carácter obrigatório de um período de carregamento muito prolongado. São elas :

1. Ter em conta as condições específicas exigidas durante o acompanhamento inicial da marca Branemark
2. O carregamento em si não impede a ocorrência do processo de cicatrização,
3. Os implantes carregados prematuramente são capazes de se integrar, tal como demonstrado em vários estudos experimentais.
4. Os implantes carregados prematuramente são susceptíveis de integração clínica , ,[3678] ,como observado por vários autores.

EXPERIÊNCIAS INICIAIS COM UM PERÍODO DE CARGA REDUZIDO:

Na década de 70, Schroeder et al. (1976, 1978, 1981) demonstraram que a técnica submersa não era um pré-requisito para a obtenção da osseointegração.

Este facto foi ainda documentado por vários relatórios experimentais e clínicos. Em vários estudos com animais, foi registada a osteointegração mesmo quando os implantes concebidos para o procedimento submerso foram colocados de acordo com a técnica de uma fase.

Os ensaios clínicos que utilizaram a caraterística acima referida não observaram qualquer diferença entre as duas abordagens, pelo menos a curto ou médio prazo. Henry & Rosenberg sugeriram que "provavelmente existe uma flexibilidade considerável no procedimento" originalmente defendido por Branemark e colaboradores.

Becker et al concluíram que "os implantes Branemark de uma etapa podem ser considerados uma alternativa viável aos implantes de 2 etapas". É de salientar que os implantes inseridos de acordo com a técnica de 1 etapa são deixados transgengivais durante o período de cicatrização; assim, são submetidos a uma maior quantidade de carga quando comparados com a técnica de 2 etapas. Sob este ambiente mecânico mais exigente, a osteointegração continua a ser conseguida.

No passado, foi afirmado que "a carga demasiado precoce de um implante leva à formação de tecido fibroso na interface em vez de osso"

Atualmente, parece que a carga prematura, por si só, não leva ao encapsulamento do tecido fibroso. Pelo contrário, deve-se a uma quantidade excessiva de micro movimentos 14 na interface osso-implante, durante a fase de cicatrização.

MICROMOVIMENTO ADMISSÍVEL:

A existência de dois tipos distintos de movimento na interface foi reconhecida por Cameron et al (1973) quando estudaram o crescimento ósseo em agrafos porosos de Vitallium num modelo de cão. Por um lado, verificou-se que o micromovimento não impedia o crescimento ósseo

(Cameron et al 1972); por outro lado, um movimento de cerca de 200 pm provocou a integração de tecido fibroso em vez de crescimento ósseo (Cameron et al 1973). Experiências contínuas indicaram que o nível limite de micromovimento tolerado se situava algures, para superfícies bioinertes rugosas, entre 50 e 150 pm.

AVALIAÇÃO DO PROTOCOLO DE CARGA:

Para avaliar quão cedo, após a colocação, um protocolo de carga deve ser considerado prematuro, os períodos de cicatrização têm de ser verificados clinicamente, porque é necessário compreender que os períodos de carga retardada atualmente recomendados foram "estimados empiricamente". Assim, para os doentes que não podem esperar o período de carga retardada recomendado de 3-6 meses, é necessário desenvolver protocolos de carga previsíveis que envolvam períodos de cicatrização mais curtos.

ABORDAGENS PARA REDUZIR O PERÍODO DE CARGA :

São relevantes três abordagens diferentes:

1. Otimizar o período de cicatrização antes de poder ser exercida uma carga funcional segura sobre implantes autónomos. Este objetivo deve ser alcançado reduzindo gradualmente os períodos de carga retardada, abaixo dos tradicionais 3-6 meses.
2. Identificar, após carga imediata, uma forma eficaz de reduzir

o micro-movimento abaixo do limiar crítico de micro-movimento prejudicial.

3. Seleção cuidadosa dos doentes

1) Otimização do período de cicatrização para implantes independentes:

À luz das exigentes condições clínicas do acompanhamento Branemark, especula-se que se pode esperar um elevado nível de previsibilidade para períodos de cicatrização inferiores a 3 meses na mandíbula. No entanto, estes ainda precisam de ser documentados através de ensaios clínicos que envolvam reduções cautelosas e graduais dos períodos de carga retardada.

Ao estabelecer ensaios clínicos com períodos de cura inferiores a 3 meses, devem ser tidos em conta vários factores.

1. O período de cicatrização pode ser modulado de acordo com a qualidade do local recetor, tal como sugerido no passado para os protocolos padrão, os períodos de cicatrização mais curtos devem ser aplicados ao osso tipo I e II, uma vez que, ao abrigo do protocolo tradicional, o prognóstico do implante é significativamente afetado pela qualidade do osso.

2. A superfície do implante também pode ser um parâmetro relevante.

Por exemplo, sugere-se que os implantes com uma superfície rugosa obtida por pulverização de plasma de titânio podem ser carregados mais cedo. Isto deve-se ao facto de as superfícies de titânio pulverizadas a plasma, quando comparadas com superfícies lisas, terem demonstrado

a) Aposição óssea mais rápida

b) Obter uma maior quantidade de aposição óssea

c) Fixação mais forte durante a fase de cicatrização, medida pelo método de torque.

2) Reduzir os micromovimentos abaixo do limiar dos micromovimentos prejudiciais:

Outra forma de encurtar o período de carga retardada é encontrar uma opção protética eficaz que mantenha a quantidade de micromovimento abaixo do limiar de micromovimento prejudicial durante a fase de cicatrização.

Para sobredentaduras implanto-suportadas

1) A imobilização de 3-4 implantes na área interforaminal com o objetivo de reduzir a quantidade de micromovimento foi bem sucedida até um certo ponto. As taxas de sucesso relatadas na literatura para overdentures implanto-retidas com implantes cicatrizados da forma tradicional

2) Ancoragem bicortical com qualidade óssea adequada

3) Comprimento do implante

Para restauração fixa retida por implantes

1) Desenvolvido por Schnitman et al (1990), envolve a inserção nas regiões anterior e posterior de "implantes primários e secundários". Estes últimos sustentam uma prótese provisória em configuração de tripé de base larga e permitem que os

implantes "primários" sejam incorporados numa restauração definitiva.

2) Envolve um maior número de implantes, 6 a 10 implantes, todos imediatamente carregados na restauração provisória.

Schnitmann et al, e Balshi & Wolfinger encontraram uma diferença de prognóstico entre os implantes com carga imediata e os implantes com carga retardada Taarnow et al, por outro lado, não registaram tal disparidade. Isto indica que estes protocolos de carga imediata aumentam o risco de fracasso, mas ainda assim podem levar à osseointegração. A maioria das falhas ocorreu durante o primeiro ano de serviço, o que está de acordo com a observação de Branemark et al de que, quando a imobilidade clínica é mantida durante o primeiro ano de função, o risco de uma mobilidade posterior diminui. A partir destes poucos estudos, pode concluir-se que a qualidade do osso desempenha um papel fundamental, uma vez que não ocorreu qualquer falha no osso tipo II. Especula-se que, para além da qualidade óssea, um número de 6-10 "implantes primários" com pelo menos 10 mm de comprimento 5 deverá melhorar o prognóstico desta modalidade de tratamento. A aplicação de implantes de carga imediata na maxila foi dissuadida por Schnitman et al e Balshi & Wolfinger, no entanto, casos anedóticos foram bem sucedidos. Assim, parece que as várias modalidades de próteses retidas por implantes com carga imediata requerem uma seleção cuidadosa do paciente com o objetivo de alcançar a melhor estabilidade primária do implante.

TERMINOLOGIAS E TÉCNICAS

A razão pela qual existe alguma incerteza em torno da análise do chamado "Carregamento Imediato" é, sem dúvida, as diferenças nos protocolos de carregamento imediato, muitas vezes ligadas ao facto de, frequentemente, protocolos bastante diferentes para o padrão e os tempos de carregamento terem o mesmo nome de Carregamento Imediato, embora não sejam nem verdadeiramente "carregamento" nem "imediato". Por conseguinte, é imperativo discernir um protocolo de carregamento de outro.

Seguem-se os diferentes protocolos de carregamento:

MODO DE CARREGAMENTO	DIETA	DEFINIÇÃO
Branemark's Protocolo de carregamento	Suave/dura	Nivelado com o osso, coberto com gengiva. Prótese definitiva após 3-6 meses de cicatrização inicial
Carregamento progressivo	Suave/dura	Rente ao nível ósseo, coberto com gengiva. A prótese provisória é colocada progressivamente em oclusão, consoante a densidade óssea.
Protocolo de fase única não submerso	Suave	Implantes não submersos, nivelados ou a 1-2 mm do nível gengival
Carga funcional imediata	Suave	Restauração provisória colocada no mesmo dia da cirurgia, em oclusão
Carga não funcional imediata	Suave	Restauração provisória colocada no mesmo dia da cirurgia não em oclusão

Carregamento antecipado	Suave/dura	Coroas definitivas no prazo de 3 semanas após a cirurgia, em oclusão
Carregamento retardado	Suave/dura	Implante sujeito a carga após mais de 6 semanas após a cirurgia
Carga prevista	Macio / Duro	A prótese provisória é colocada cerca de 2 meses após a cirurgia.

1) Protocolo de Branemark:

Procedimento em 2 fases: carga submersa do implante após 3-6 meses de cicatrização inicial

O protocolo Branemark tradicional envolve principalmente 2 fases

a) Etapa I: Instalação dos aparelhos
b) Fase II: Ligação do pilar

O intervalo de tempo entre as fases I e II é de 3 a 6 meses, consoante a densidade óssea.

Vantagens:

I) Risco mínimo de infeção
II) Prevenção do crescimento apical do epitélio da mucosa

Redução do risco de carregamento antecipado indevido

2) Carregamento progressivo:

Procedimento em 2 fases, carga submersa do implante após 3-6 meses de cicatrização inicial

O conceito de carregamento progressivo foi proposto pela primeira vez por Carl Misch em 1980

Neste caso, são utilizados 2 tempos cirúrgicos: a cirurgia da fase I e a recuperação da fase II são separadas por um período de 4 a 8 meses, dependendo da densidade do osso na cirurgia inicial. São sugeridas 5 etapas protéticas para a reconstrução do paciente parcial ou completamente desdentado, com implantes endósteos suportando uma prótese cimentada. As forças de carga aplicadas aos implantes recém-integrados são gradualmente aumentadas através da utilização de restaurações provisórias e modificações na dieta. A taxa de aumento baseia-se na densidade óssea registada no local da cirurgia durante a colocação do implante. Em cada consulta, a restauração provisória é modificada ou substituída numa tentativa de aumentar progressivamente o contacto oclusal e de desenvolver o esquema oclusal desejado. A prótese definitiva é então entregue.

3) Procedimento de fase única não submerso:

Vários autores demonstraram que os implantes podem osseointegrar-se mesmo se colocados acima do tecido mole desde o momento da cirurgia. Ao aplicar o protocolo cirúrgico de uma fase, é possível utilizar o pilar de implante comum ou o cónico. Este último implante foi concebido com uma parte cónica de 3,5 mm coronal às roscas. Assim, quando as roscas do implante são ancoradas no osso, a parte cónica perfura a mucosa e o implante funciona como um pilar de implante de uma só peça. O maior perfil transmucoso nos implantes de uma só fase representa, no entanto, um risco de trauma para o implante durante o período de cicatrização.

A integração tecidular de implantes não submersos foi examinada in vivo e a sua estabilidade a longo prazo foi documentada como sendo de 91,4-100% em períodos que variam de 1-10 anos.

Vantagens dos implantes não submersos em relação aos implantes submersos

1. Procedimento cirúrgico de uma fase
    a) Menos tempo de presidência
    b) Menos dor
    c) Período de cicatrização mais curto
    d) Redução dos custos dos tratamentos conexos
2. Sem microgap ao nível do osso da crista alveolar
    a) Menor reabsorção óssea da crista, durante a cicatrização e após o início da carga funcional
    b) Relação mais favorável entre o comprimento da coroa e do implante
3. Ombro do implante ao nível dos tecidos moles
    a) Implante facilmente acessível para procedimentos protéticos
    b) Excelente base para restaurações cimentadas

4) Carga funcional imediata:

Esta técnica de colocação de implantes num único passo cirúrgico envolve a colocação da prótese na mesma sessão cirúrgica. Segundo alguns, pode ser adiada até 3 dias após a cirurgia. A restauração provisória entregue está em contacto oclusal total com a dentição oposta. A vantagem deste método, para além de a cirurgia se realizar num único passo, é a colocação imediata da prótese definitiva e o facto de o paciente não sentir qualquer desconforto funcional e psicológico associado ao facto de ser desdentado (com ou sem próteses removíveis). No caso de próteses removíveis, o protocolo envolve essencialmente a colocação de 4 implantes na região interforaminal mandibular, cada um com pelo menos 10 mm de comprimento para obter uma ancoragem bicortical e fixados uns aos outros por uma barra em forma de U.

A mais recente técnica Novum de Branemark envolve a utilização de componentes pré-fabricados e a inserção da prótese definitiva no dia da cirurgia.

Para as próteses fixas, a técnica envolve alguns acessórios que são deixados a cicatrizar através do protocolo de Branemark submerso (implantes primários), enquanto outros são utilizados para suportar a prótese provisória fixa (implantes secundários)

Os implantes secundários são considerados "acessórios descartáveis", ou seja, têm como objetivo suportar a prótese provisória até que os implantes primários tenham passado com sucesso pela fase de cicatrização. Se a carga excessiva a que estes implantes são sujeitos, durante a fase de cicatrização, prejudicar a osteointegração, são eliminados. Caso contrário, é efectuada uma avaliação quanto à sua inclusão na prótese definitiva. Esta técnica não é comummente utilizada em maxilares completamente desdentados.

5) Carregamento não funcional imediato:

Esta técnica reúne as vantagens dos implantes de uma fase e da carga imediata. As próteses provisórias não estão em oclusão e, por conseguinte, servem apenas para fins estéticos. Esta ideia pode ser utilizada quando todos os contactos oclusais cêntricos e laterais são com dentes naturais ou implantes bem integrados e cicatrizados. Em comparação com a carga funcional imediata, este método tem a vantagem de reduzir o risco de sobrecarga funcional biomecânica (da parafuntina). Mesmo que o doente mastigue a prótese provisória (embora seja encorajado a seguir uma dieta de alimentos macios e a evitar, tanto quanto possível, os locais dos implantes), as forças geradas durante a mastigação são inferiores a 30 libras/polegada quadrada e durante menos de 30 minutos por dia. Em caso de parafunção, é gerada uma força de até 900 libras/polegada quadrada durante muitas horas, dia e noite. Esta técnica é especialmente útil na região anterior.

6) Carregamento antecipado

Muitas vezes apresentada como carga imediata, na realidade, de acordo com esta técnica, a prótese final é colocada 3 semanas após a cirurgia, ou seja, não é imediata. Alguns consideram-na como a entrega de uma supraestrutura de implante protético de 3 dias a 6 semanas após a cirurgia.

7) Carregamento retardado

De acordo com alguns autores, os implantes sujeitos a carga após mais de 6 semanas após a cirurgia são considerados como carga retardada, de acordo com o protocolo padrão.

8) Carga prevista

Aqui, a prótese provisória é colocada cerca de 2 meses após a cirurgia.

UM NOVO PROTOCOLO PARA A CARGA FUNCIONAL IMEDIATA DE IMPLANTES DENTÁRIOS

PROTOCOLO PARA DENTES NUM DIA:

Reconhecendo a vantagem significativa oferecida pela carga imediata, os autores desenvolveram um protocolo TM de dentes num dia. Este protocolo é melhor realizado por um prostodontista que coloca cirurgicamente implantes dentários ou por uma equipa cirúrgica e prostodôntica que trabalhe nas mesmas instalações.

O protésico fabrica uma restauração provisória antes da cirurgia e, em seguida, utiliza uma série de brocas com irrigação abundante para criar um local recetor de implante íntimo. Durante a criação da osteotomia, são avaliadas a qualidade e a quantidade de osso no local. Se for considerado suficiente para permitir uma boa estabilidade inicial, são colocados um ou mais implantes. A seleção dos diâmetros ideais dos implantes e o desenho das roscas, bem como o auto-rosqueamento dos implantes, podem permitir ao operador aumentar ainda mais a estabilidade inicial do implante.

Imediatamente após a colocação do último implante, é criada uma restauração de dentes num dia através da conversão de uma prótese provisória previamente construída numa prótese imediata não removível com suporte de implante. Enquanto esta conversão está a ocorrer no laboratório, os pilares e os cilindros protéticos são ligados aos implantes. Os cilindros protéticos são ligados aos implantes. Os cilindros protéticos são depois fixados à restauração provisória intra-oralmente, utilizando resina acrílica autopolimerizável. Esta técnica permite a colocação dos implantes na posição correta para cada paciente individual, seguida da automatização da restauração provisória antes do encerramento cirúrgico da aba.

As impressões para a restauração final podem ser tiradas na altura da cirurgia inicial ou numa data posterior. Em qualquer dos casos, o facto de o paciente usar a restauração durante o período de cicatrização dá ao protésico a oportunidade de avaliar a estética/fonética e a carga funcional durante o período normal de cicatrização da osteointegração (3 meses na mandíbula e cinco a seis meses na maxila).

Os autores acreditam que a utilização da tala totalmente em acrílico como tala de impressão elimina uma destas imprecisões e cria um molde mestre excecionalmente preciso. Para além disso, esta prótese parece ter um efeito de esplintagem, mantendo os implantes no lugar à medida que o osso cicatriza à sua volta. Aceite por muitos engenheiros biomecânicos, esta teoria será em breve testada através de estudos clínicos.

Os protocolos para carga imediata ou precoce procuram aumentar a estabilidade primária, o que pode ser conseguido através de uma superfície de implante optimizada e/ou de uma preparação cirúrgica optimizada do leito do implante. Por outro lado, através da modificação da superfície do implante, pretende-se uma aceleração da cicatrização óssea para conseguir uma osteointegração mais precoce e, por conseguinte, uma estabilidade secundária aceitável mais rápida para uma carga bem sucedida.

Osso cortical denso - osso de classe I, II ou III (classificação de Lekholm & Zarb):

A qualidade do osso é um dos principais factores determinantes para assegurar a estabilidade primária do implante, que é a chave para uma osseointegração bem sucedida. O osso denso contribui para um maior contacto do implante com o osso e, consequentemente, para a estabilidade primária.

A utilização de implantes roscados resulta numa elevada percentagem de implante em contacto com o córtex ósseo:

Os implantes roscados apresentam uma maior área de superfície funcional, o que resulta numa melhor distribuição da tensão na interface implante-osso. As roscas na crista são mais profundas em comparação com as roscas na área apical. A geometria da rosca pode anular uma vantagem percebida dos implantes mais largos e/ou cónicos.

A utilização de implantes revestidos com hidroxiapatite e revestidos com plasma mostrou resultados previsíveis para a carga imediata de implantes, conforme ilustrado nas figuras 1, 2 e 3.

A utilização de 4 implantes com comprimento e diâmetro adequados ligados a uma barra em forma de U de distribuição de forças reduz o risco de macro e micro movimentos e minimiza os movimentos de rotação.

Nos implantes esplintados, em comparação com os não esplintados, observa-se uma diminuição significativa da tensão sob carga horizontal. Isto pode dever-se ao facto de o implante adjacente não carregado partilhar uma parte da redução de tensão que dependeria da rigidez da esplintagem. Com menor rigidez, as coroas de resina esplintadas provavelmente transferem menos tensão para outro implante e, assim, observa-se uma maior tensão VM no implante carregado. Em situações de carga vertical, embora se observe o fenómeno de partilha de tensão do implante não carregado, a esplintagem aumenta ligeiramente a tensão máxima da VM por implante. Isto pode ser o resultado do facto de a carga vertical aplicada no centro da coroa mesial já não induzir um stress ósseo uniformemente distribuído à volta do implante, mas causa uma concentração de stress ósseo no implante - a situação óssea é a pior condição, porque as cargas são aplicadas apenas raramente numa coroa única durante a colocação de implantes em osso de má qualidade ou quando precisam de ser carregados imediatamente, uma vez que o stress ósseo é reduzido significativamente quando o implante está sob as cargas horizontais mais prejudiciais. Não foi encontrado qualquer benefício das coroas unitárias de resina no stress ósseo peri-implantar, embora se possa recomendar a esplintagem das coroas dos implantes adjacentes com materiais de restauração relativamente rígidos. A esplintagem também reduz o micro-movimento dentro de limites toleráveis e assegura uma osteintegração bem sucedida.

Como a distribuição do stress nos implantes é maior na crista, os implantes largos ajudam a evitar a reabsorção óssea da crista.

- Os implantes devem ter um comprimento mínimo de 10 mm.

Este número foi concluído, após numerosas experiências, como um comprimento mínimo do que confere uma estabilidade primária adequada na presença de outros factores.

- O envolvimento bicortical deve ser conseguido sempre que possível.

Uma vez que a densidade óssea é um requisito primordial para a estabilidade, a ancoragem bicortical (os córtices são mais densos do que o osso esponjoso) proporciona estabilidade ao implante primário e reduz o movimento inverso.

- Portocal cirúrgico meticuloso com trauma mínimo

Embora a cirurgia por si só induza o processo de cicatrização e, por conseguinte, a eventual integração óssea, o excesso e/ou o traumatismo durante a cirurgia podem danificar o osso e resultar em reabsorção óssea no período pós-operatório inicial.

Sempre que possível, deve ser utilizada uma restauração provisória aparafusada. Se for cimentada, a restauração provisória não deve ser removida durante o período de cicatrização de 4 a 6 meses. A remoção da restauração cimentada pode resultar em micromovimento na interface, prejudicando a osseointegração.

O resultado é uma distribuição eficaz das tensões, de acordo com as leis da biomecânica, o que ajuda a osteointegração.

A carga imediata deve ser tentada em arcadas edêntulas

apenas para criar estabilidade transversal à arcada.

Deve ser utilizado para proporcionar resistência às forças de rotação.

Os cantileveres devem ser evitados nas restaurações provisórias

Os cantilevers aumentam a carga sobre os implantes distais, impedindo assim a osteointegração.

Restringir a carga imediata à mandíbula, nas regiões interforaminais. Evitar a mandíbula posterior, onde as forças são elevadas.

Utilização de implantes com superfície rugosa, em vez de implantes com superfície lisa. Isto aumenta a área de superfície para a osteintegração.

Evitar tocar

Sempre que possível, deve ser utilizada uma fundição metálica rígida.

Utilização de implantes com revestimentos - modificações da superfície que melhoram a osseointegração.

Utilização de dentes de 30 graus e oclusão lingualizada. Diminuição das inclinações das cúspides, modificação da anatomia oclusal para incluir fossas de 1,5 mm em vez de sulcos oclusais. As cúspides opostas devem ser estreitadas. Todos estes factores reduzem as tensões sobre os implantes e favorecem a osteointegração.

Toda a superfície do implante deve ser coberta com osso-C/I

em caso de fenestração ou deiscência peri-implantar.

Moldagem de restaurações provisórias passivas reforçadas - Ajuste inicial íntimo

- Precauções em bruxómanos e fumadores: Embora o bruxismo e o tabagismo sejam factores de dissuasão da osteointegração, não estão completamente contra-indicados para carga imediata, mas devem ser tratados com precaução

Dieta suave

Utilização de provisórios de resina acrílica para minimizar a transmissão de carga diretamente para os implantes. Embora esta ideia tenha sido inicialmente avançada por Branemark, estudos recentes negaram-na.

SUCESSO E FRACASSO DOS IMPLANTES

Critérios para o sucesso do implante:

- Com a investigação contínua sobre diferentes materiais, os implantes dentários tornaram-se um tratamento alternativo previsível e vital para a substituição de dentes em falta em pacientes parcial ou totalmente desdentados.
- Os critérios para o sucesso do implante incluem;
  - Minimizar o risco de infeção.
  - Impedir o crescimento apical do epitélio da mucosa
  - Técnica cirúrgica asséptica e atraumática
  - Evitar o excesso de micromovimento do implante durante o período de cicatrização.
  - A imobilização de implantes individuais logo que possível após a instalação através de um dispositivo fixo rígido irá provavelmente diminuir o micromovimento na interface implante-osso, facilitando assim a cicatrização óssea adequada.

Falha do implante:

As taxas de insucesso podem ser incluídas em "insucesso" e em "falha" ("ailing"). No caso dos implantes, as duas categorias devem ser apresentadas separadamente. Do ponto de vista prático, os insucessos dos implantes podem ser agrupados em insucessos "precoces", resultantes principalmente de complicações cirúrgicas e/ou pós-operatórias, e insucessos "tardios" que surgem durante e após a fase de restauração.

Um implante diagnosticado como um fracasso clínico é mais fácil de descrever do que um que é um sucesso. A mobilidade horizontal superior a 1 mm ou qualquer movimento vertical observado clinicamente com menos de 500 g de força, a perda óssea progressiva rápida, independentemente da redução do stress e da terapia peri-implantar, ou a dor durante a percussão ou a função indicam fracasso e a necessidade de remoção do implante. Quer o implante permaneça na boca ou não, o implante falhou.

O Conselho da Associação Dentária Americana sobre materiais, instrumentos e equipamentos dentários afirma que a avaliação deve ser tida em consideração.

1) Durabilidade, 2)Perda óssea, 3)Saúde gengival, 4)Profundidade da bolsa, 5)Efeito nos dentes adjacentes, 6)Função, 7) Estética, 8)Presença de infeção, desconforto, parestesia ou anestesia, 9)Intrusão no canal mandibular, 10) atitude emocional e psicológica do paciente e satisfação.

O critério de sucesso, o relatório Albrektsson, era específico para implantes com fixação rígida e é amplamente utilizado atualmente.

Critérios para o sucesso do implante:

- Um implante individual, não fixado, é imóvel quando testado clinicamente.

- Uma radiografia não demonstra qualquer evidência de radiolucência peri-implantar.
- A perda óssea vertical é inferior a 0,2 mm por ano após o primeiro ano de serviço dos implantes.
- O desempenho individual do implante é caracterizado pela ausência de sinais e sintomas persistentes e/ou irreversíveis, tais como dor, infecções, neuropatias, parestesia ou violação do canal mandibular.

Os critérios, com algumas alterações, incluem

1) Longevidade, 2) Dor, 3)Fixação rígida, 4)Percussão, 5)Perda óssea, 6)Avaliação radiográfica, 7)Doença peri-implantar, 8)Profundidade de sondagem, 9)Índice de sangramento.

Uma comparação entre dentes naturais e implantes para cada critério fornece uma visão das suas diferenças no continuum saúde-doença.

Longevidade:

Em 1978, a conferência de desenvolvimento de consenso de Harvard sobre implantes dentários enumerou várias condições para o sucesso do implante, incluindo o facto de o tipo ou sistema de implante ser bem sucedido pelo menos 75% das vezes durante 5 anos.

Este critério deixa de ser aceitável se um quarto de todos os casos resultar em retratamento no prazo de 5 anos. Albrektsson et al afirmaram que a taxa de sucesso exigida é de, no mínimo, 85% para 5 anos e 80% para 10 anos.

Dor:

A dor e a sensibilidade são critérios subjectivos e dependem da interpretação que o doente faz do grau de desconforto, que é definido como uma sensação desagradável que vai desde o desconforto até à agonia excruciante; a sensibilidade é a consciência mais desagradável da região.

Quando o implante tiver atingido a cicatrização primária e a ausência de dor sob forças verticais ou horizontais for o critério subjetivo primário, a percussão e a força de 500 g (1,2 lb) são clinicamente utilizadas para avaliar o dente ou o implante. A dor ou o desconforto normalmente (mas nem sempre) não ocorrem a menos que o implante seja móvel e rodeado por tecido inflamado ou tenha uma fixação rígida, mas colida com um nervo.

A presença de dor exige a remoção do implante, mesmo na ausência de mobilidade. A dor provocada por um implante de fixação rígida manifesta-se como um problema precoce, ao passo que a dor provocada por um implante móvel pode ocorrer numa fase precoce ou tardia do tratamento.

Fixação rígida:

Fixação rígida é um termo clínico que significa a mobilidade observada. Osseointegração é um termo histológico definido como osso em contacto direto com um implante numa ampliação de microscópio de luz.

Fixação rígida significa ausência de mobilidade clínica de um implante que foi testado com forças verticais ou horizontais inferiores a 500g, semelhante à avaliação de dentes.

As técnicas para avaliar a fixação rígida são semelhantes às utilizadas para a mobilidade dos dentes naturais. Dois instrumentos rígidos aplicam uma força labiolingual de aproximadamente 500 mg.

Escala Clínica de Mobilidade de Implantes:

Escala	***Descrição***
0	Ausência de mobilidade clínica com 500g em qualquer direção.
1	Movimento horizontal ligeiramente detetável.
2	Mobilidade horizontal visível moderada até 0,5 mm
3	Movimento horizontal grave superior a 0,5 mm
4	Movimento horizontal visível moderado a grave e qualquer movimento vertical visível.

As hipóteses aumentam se não for observada qualquer mobilidade antes de o implante ser colocado em função. Um implante com um movimento horizontal superior a 0,5 mm (IM3) corre um risco muito maior do que um dente.

Um estudo prospetivo multicêntrico que avalia a carga de implantes de osseotite 2 meses após a colocação.[9]

Resultados de um ano:

- O tempo historicamente recomendado entre a colocação e a carga funcional é de 3 meses - mandíbula 6 meses - maxila.
- Foram colocados 429 implantes, 7 falharam (6 falharam antes da carga).
- A taxa de sobrevivência cumulativa do implante foi de 98,5% aos 12,6 meses. A taxa cumulativa de sobrevivência pós-carga do implante foi de 99,8% aos 10,5 meses.
- Estudos histológicos e histomorfométricos em animais e humanos demonstraram uma correlação positiva entre a microtropografia específica da superfície do implante e a quantidade de osso que entra em contacto com a superfície do implante.
- Para demonstrar a resposta do osso a várias superfícies de implantes no mesmo local anatómico, foram colocados implantes em coelhos, sendo um dos lados uma superfície maquinada e o lado oposto jateado com três tamanhos (25 pm, 75 pm e 250 pm) de partículas de óxido de alumínio (A/2º 3). A análise histomorfométrica mostrou que as superfícies jateadas com partículas de 75 pm, Al203, demonstraram um maior contacto entre o osso e o implante do que as superfícies maquinadas e as superfícies jateadas com partículas de 25 pm ou 250 pm.
- Os autores relataram valores médios de contacto entre o osso e o implante às 5 semanas de 72,4% para a superfície de osseotite. 56,8% para o TPS, 54,8% para os implantes com jato

de areia e 48,6% para os implantes com superfície maquinada.

Davies discute os mecanismos de cicatrização óssea em torno de implantes com a superfície de osseotite colocada em fémures de ratos. Descreve especificamente o processo de osseogénese por contacto e à distância. Discute a forma como as caraterísticas microtopográficas da superfície dos implantes são responsáveis pela retenção e estabilização do coágulo sanguíneo que se forma à volta de um implante imediatamente após a colocação e como isto resulta numa maior adaptação do coágulo de fibrina à superfície do implante.

Davies explica ainda que é a estreita adaptação da rede de fibrina à superfície do implante que permite que as células osteoprogenitoras migrem ao longo do implante, permitindo a deposição de matriz óssea diretamente na superfície do implante. Esta teoria pode explicar, em parte, os resultados obtidos recentemente em estudos histológicos em animais e humanos, que demonstram um contacto osso-implante 8 horas mais elevado na superfície de implantes osseotizados, em comparação com superfícies de implantes maquinados.

Carga imediata de implantes de osseotite; relato de um caso de análise histológica após 4 meses de carga oclusal.[17]

Um número crescente de relatórios clínicos mostra que a carga precoce e imediata de implantes endósseos pode levar a uma osseointegração previsível. No entanto, estes estudos apresentam maioritariamente resultados a curto e médio prazo baseados apenas na mobilidade clínica e na avaliação radiográfica.

Foi efectuada uma avaliação histológica em 2 implantes de osseotite com carga imediata recuperados após 4 meses de funcionamento de um doente.

Recebeu 12 implantes na mandíbula, 6 dos quais com carga imediata e 6 submersos.

A osteointegração clínica e histológica foi alcançada de forma consistente para ambos os implantes recuperados com carga imediata, conforme demonstrado nas figuras 4, 5, 6 e 7.

A osteogénese e a remodelação óssea nas superfícies de osseotite não foram impedidas pela carga imediata, como demonstrado pela avaliação histomorfométrica que revelou um elevado nível de contacto osso-implante de 78 a 85%.

O protocolo de carga imediata envolvendo a imobilização bilateral de implantes de osseotite na mandíbula provou ser bem sucedido após 4 meses de carga.

Carga funcional precoce de implantes Branemark cónicos na mandíbula edêntula: um relatório clínico de acompanhamento de 12 meses.[3]

O tratamento de pacientes com próteses fixas mandibulares suportadas por implantes, de acordo com um conceito de carga precoce, mostrou excelentes resultados em vários relatórios. O resultado de tais tratamentos com 4 implantes, nos quais os posteriores são inclinados distalmente, não foi relatado. Este relatório clínico descreve uma avaliação de 12 meses de 17 pacientes consecutivos com 68 implantes Branemark cónicos colocados entre os forames mentais de acordo com um procedimento cirúrgico de 1 fase.

As próteses fixas mandibulares foram ligadas aos implantes numa média de 33 dias após a colocação dos implantes. Foram efectuados exames clínicos e radiográficos no momento da colocação da prótese fixa e num exame de 12 meses. Foram perdidos 5 implantes durante o período de observação, 3 antes da carga e 2 após a correção da prótese, o que representa uma taxa de sobrevivência dos implantes de 93%. Um paciente perdeu a sua prótese devido a uma falha do implante. A perda óssea marginal média foi de 0,24 mm.

Resposta dos tecidos peri-implantares de implantes com carga imediata, com rosca e revestidos a HA - resultados ao fim de 1 ano:[15]

- Foram registadas elevadas taxas de sucesso com implantes de carga imediata, mas a resposta dos tecidos peri-implantares não foi bem documentada.
- A resposta do tecido peri-implantar e a taxa de sucesso do implante neste estudo a curto prazo indicam que os implantes de carga imediata, com rosca e revestidos a HA, que suportam as sobredentaduras de barra mandibular, podem ser uma opção viável para pacientes completamente desdentados. No entanto, são necessárias mais investigações e estudos clínicos

a longo prazo para comprovar a previsibilidade deste tratamento.

Carga funcional imediata de implantes imediatos em arcadas edêntulas: resultados de 2 anos:

Avaliaram o sucesso clínico da carga funcional imediata de implantes imediatos em arcadas edêntulas. Foram tratados 5 maxilares e 5 mandíbulas e foi colocado um total de 91 implantes. 66 destes implantes foram colocados imediatamente após a extração do dente, e 25 foram colocados em locais cicatrizados. Não foram utilizados substitutos ósseos ou membranas de barreira nas 24 horas seguintes. Foram colocadas restaurações provisórias fixas em todos os casos. Durante todo o período de cicatrização de 6 meses, todas as restaurações provisórias fixas estavam a funcionar normalmente, após o que foram colocadas as restaurações definitivas fixas suportadas por implantes. Após 24 meses, a taxa de sucesso global dos implantes foi de 92,31% (87,50%) para os implantes maxilares e de 97,26% para os implantes mandibulares. O nível ósseo medido mesialmente e distalmente em 93,40% de todos os casos entre o ombro do implante e a primeira rosca. Este estudo demonstrou que a carga funcional imediata de implantes imediatos sem a utilização de quaisquer substitutos ósseos ou membranas de barreira para a reconstrução fixa da arcada completa pode ser bem sucedida num período de 2 anos.

CONCLUSÃO

Embora o protocolo "dentes num dia" exija uma sofisticação considerável de acordo com as questões da equipa de protética, oferece aos pacientes uma série de vantagens significativas, em comparação com os protocolos tradicionais de colocação de implantes. O número de visitas ao consultório é mínimo.

Os pacientes que têm de viajar longas distâncias para se submeterem a uma reabilitação protética fixa beneficiam particularmente do tempo de tratamento condensado. Além disso, esta abordagem elimina virtualmente o desconforto pós-cirúrgico, ao mesmo tempo que oferece uma melhoria quase instantânea na fala e na função mastigatória, na estética e na autoimagem dos pacientes. A experiência dentária global torna-se positiva, ajudando a contrabalançar as histórias negativas que tantas vezes criam as fobias dentárias que levam à deterioração dentária.

A seleção adequada dos pacientes continua a ser fundamental. Os candidatos a este procedimento devem ter uma qualidade e quantidade suficientes de osso para garantir a fixação inicial. No entanto, o protocolo "teeth in a day, time" promete aumentar significativamente o número de indivíduos que estão dispostos e são capazes de colher os benefícios da implantologia dentária.

BIBLIOGRAFIA

1) Akagwa Y., Ichikawa Y. et al. Histologia da interface do implante endósseo de zircónia parcialmente estabilizada sem carga e com carga fácil na cicatrização óssea inicial. J. Prosthet. Dent. 1993; 69:599-604.

2) Babush C. Dental implants- Principles and Practice" W.B. Saunder's Company.

3) Ericsson I. Et al. Carga funcional precoce com implantes dentários Branemark. Int. J. Periodontics Restorative Dent. 2002; 22:9-19.

4) Guichet D.L., Yoshinobu D. et al. Efeito da esplintagem e do aperto interperoximal na transferência de carga por restaurações de implantes. J. Prosthet Dent. 2002; 87:528-35.

5) Hobo S. et al. Osseointegração e reabilitação oclusal. Quintessence Publishing Company, 1989.

6) Holt R., Vernino A. et al. Efeito da exposição precoce na integração de implantes dentários: Parte 2 - Achados clínicos aos 6 meses após a carga. Int. J. Periodontics Restorative Dent. 2001; 21:407-414.

7) Hurzeler M.B., Zuhr O. et al. Osteogénese de distração: Uma ferramenta de tratamento para melhorar as condições de base para restaurações estéticas em implantes dentários colocados

imediatamente - Um relatório de caso. Int. J. Periodontics Restorative Dent. 2002; 22:451-461.

8) Kammeyer G., Proussaefs P. et al. Conversão de uma dentadura completa numa prótese fixa aparafusada provisória suportada por implantes para carga imediata de uma arcada completamente edêntula. J. Prosthet. Dent. 2002; 87:473-6.

9) Lange G.D., Tadjoedin E. et al. Fate of a the H.A. coating of loaded implants in the Augmented sinus floor : A human case study of retrieved implants. Int. J. Periodontics Dent. 2002; 22: 287-296.

10) Lazzara R.J., Portar S.P. et al. Estudo prospetivo multicêntrico avaliando a carga de implantes de osseotite dois meses após a colocação, resultados de um ano. Jornal de Medicina Dentária Estética, 1998; 10: 280-289.

11) McKinney R.V., Lemons J.E. O implante dentário. Academia Americana de Prótese sobre Implantes.

12) Misch C.E. Contemporary implant dentistry (Dentisteria de implantes contemporânea). Mosby Publishing Company.

13) Reddy S.M., Geuris W.C. et al. Crescimento mandibular após restauração com implantes: A lei de Wolff aplica-se à reabsorção do rebordo residual? Int. J. Periodontics Restorative Dent. 2002; 22:315321.

14) Rung Charassaeng K., Lozada L.J. et al. Resposta do tecido peri-implantar de implantes com carga imediata, com rosca e

revestidos a H.A.: resultados de 1 ano. J. Prosthet. Dent. 2002; 87:173-81.

15) Smet E.D., Steenbenke D.V. et al. A influência da placa bacteriana e/ou carga excessiva na reação marginal dos tecidos moles e duros em redor dos implantes Branemark. Uma revisão da literatura e da experiência. Int. J. Periodontics Restorative Dent. 2001; 21:381393.

16) Srinivasan B., Chitnis D.P., Meshrum S.M. et al. To load immediately or not to load that is the question. JIPS; junho de 2003; 3(2):31-38.

17) Testori T. et al. Cicatrização de implantes de osseotite em condições de carga submersa e imediata num único paciente: Um relato de caso e análise da interface após 2 meses. Int. J. Periodontics Restorative Dent. 2002; 22:345-353.

18) Testori T. et al. Carga imediata de implantes de osseotite: Relato de um caso e análise histológica após 4 meses de carga oclusal. Int. J. Periodontics Restorative Dent. 2001; 21:451459.

19) Trisi P., Rebaudi A. et al. Adaptação óssea progressiva de implantes de titânio durante e após carga ortodôntica em humanos. Int. J. Periodontics Restorative Dent. 2002; 22:31-43.

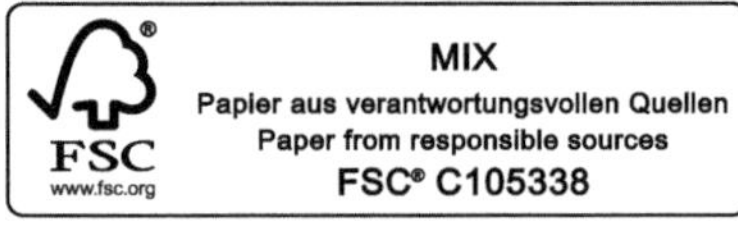

Printed by Books on Demand GmbH, Norderstedt / Germany